ÉTUDE CLINIQUE

SUR LES

ACCÈS DE FIÈVRE PALUSTRE

SURVENANT

APRÈS L'ACCOUCHEMENT

PAR

PAUL-EUGÈNE BILLON

Docteur en médecine de la Faculté de Paris.

PARIS

A. PARENT IMPRIMEUR DE LA FACULTÉ DE MÉDECINE

A. DAVY, successeur.

31, RUE MONSIEUR-LE-PRINCE, 31

1882

ÉTUDE CLINIQUE

SUR LES

ACCÈS DE FIÈVRE PALUSTRE

SURVENANT

APRÈS L'ACCOUCHEMENT

PAR

Paul-Eugène BILLON
Docteur en médecine de la Faculté de Paris.

PARIS
A. PARENT IMPRIMEUR DE LA FACULTÉ DE MÉDECINE
A. DAVY, successeur.
31, RUE MONSIEUR-LE-PRINCE, 31

1882

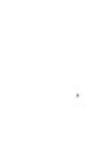

A MON PÈRE ET A MA MÈRE

A MADAME PINATELLE-SUGIER

ET

A MONSIEUR PINATELLE-SUGIER
Docteur en médecine.

A MES AMIS

ET

A LA MÉMOIRE DU Dr ERNEST CONSTANT

Billon.

A MON PRÉSIDENT DE THÈSE

M. LE PROFESSEUR PETER

Membre de l'Académie de Médecine,
Professeur de pathologie interne à la Faculté de médecine de Paris,
Médecin de l'hôpital de la Charité,
Officier de la Légion d'honneur.

ÉTUDE CLINIQUE

SUR

LES ACCÈS DE FIÈVRE PALUSTRE

SURVENANT APRÈS L'ACCOUCHEMENT

AVANT-PROPOS.

Depuis que l'attention a été attirée sur les états constitutionnels latents et sur l'influence du traumatisme pour en provoquer le réveil, on n'a pas tardé à constater que, en dehors de ces états particuliers, *diathèses*, si l'on veut, il en existait d'autres que l'on peut rapprocher à plus juste titre des *intoxications*, et qui obéissent aux mêmes lois :

L'impaludisme chronique est *dans ce cas ;* aussi n'at-t-il point été oublié dans les recherches poursuivies depuis plusieurs années par M. le professeur Verneuil et ses élèves, pour l'édification d'un chapitre important et original de la chirurgie contemporaine : l'*influence réciproque du traumatisme et des diathèses.*

Je n'entreprendrai point ici d'expliquer tout au long l'étroite connexité qui relie les deux termes opposés de cette proposition et de celle qui sert de texte à mon modeste travail :

Accouchement et traumatisme d'une part, diathèse et intoxication palustre d'autre part.

Il suffit d'un rapide coup d'œil comparatif pour comprendre que si, en tant qu'acte physiologique, l'accouchement se sépare nettement du traumatisme qui est toujours un événement anormal et accidentel, en tant que résultat, les deux phénomènes sont assimilables : *choc*, *ébranlement nerveux général*, *plaie*, c'est-à-dire, *surface cruentée exposée*, *contusions superficielles ou profondes*, *tissus à réparer*, etc..., nous trouvons tout cela dans les deux cas.

Quant au rapprochement à établir entre l'impaludisme chronique et les diathèses, il est encore plus aisé, étant donné que les diathèses ne sont autre chose que des états constitutionnels, *héréditaires* souvent, mais souvent aussi *acquis* : entre le virus syphilitique et le principe infectant émané des marais, qui tous deux prennent droit de domicile dans l'organisme pour une période indéterminée, il n'y a de différence que dans les détails particuliers des phénomènes de réaction, d'incubation, de durée, etc. La physionomie générale reste la même, et, fait important, à notre point de vue surtout, ces deux états, comme tous ceux de même ordre, ont des périodes de calme, de sommeil, et des phases d'activité que des circonstances très variables commandent. Comme le traumatisme, le choc de la parturition et l'ensemble des processus qui en sont la conséquence ont le pouvoir de réveiller l'*impaludisme*.

La chose est démontrée pour les plaies, les contusions, les opérations, et l'influence du traumatisme, quel qu'il soit, est inscrite au chapitre de pathologie générale chirurgicale auquel je faisais allusion en commençant.

(1) Il restait à établir le rôle de l'accouchement dans les mêmes circonstances ; des faits peu nombreux, mais concluants, ont été publiés ; un travail d'ensemble a été tenté, auquel j'aurai beaucoup à emprunter, mais l'auteur, M. le Dr Bureau, s'est surtout occupé de l'étude générale de la fièvre intermittente en Sologne, et de ses relations avec la grossesse, de son influence sur l'avortement, des complications qu'elle peut entraîner, etc, et la place qu'il accorde aux suites de couches est relativement restreinte. Enfin, quelques observations seraient restées dans l'obscurité fort probablement ; j'ai eu l'avantage de les recueillir, grâce à la bienveillance de leurs auteurs ; j'en ai ajouté deux personnelles dont l'une est le point de départ des recherches que depuis j'ai tentées pour arriver à constituer le mémoire que je soumets à l'appréciation de mes juges.

Il s'agissait d'une femme en travail, près de laquelle, en l'absence de tout médecin, je fus appelé accidentellement et dont la délivrance offrit quelques difficul-

(1) Cocud. Recueil de mémoires de médecine et de chirurgie militaire, 1866, t. XVII, p. 39.

tés. Cette femme, d'origine vendéenne, fut prise, le lendemain, d'un accès fébrile, qui reparut quotidiennement et à la même heure avec des intervalles d'apyrexie complète. Ne trouvant nulle part l'explication de cet état singulier, je songeai à la fièvre palustre, guidé surtout par la notion du lieu de naissance; mon induction fut justifiée par les détails dont on trouvera la relation *in extenso* plus loin.

M. le professeur Depaul a observé un cas très analogue dont on trouvera l'observation abrégée.

En 1879, M. Lucas Championnière (1), à l'hôpital Cochin, a vu le même fait se représenter deux fois, et je dois communication des notes qui y sont relatives à son interne d'alors, M. le Dr Doleris.

Je tiens enfin de M. le Dr Pinard, agrégé de la Faculté, accoucheur des hôpitaux, une communication verbale en deux mots, sur deux cas de sa pratique. Il s'agit de fièvres paludéennes contractées aux Antilles, et ayant reparu après l'accouchement effectué en France; j'ai le regret de ne pouvoir relater les circonstances précises de ces deux faits.

Pour ce qui concerne les autres observations, les choses se sont déroulées à peu près de même façon : une femme accouche après une heureuse grossesse, rien de particulièrement inquiétant ne vient signaler le travail ni les suites de couches ; le deuxième, le troisième jour, plus tard même, et sans qu'aucun trouble local apparaisse, on assiste à un accès fébrile complet,

(2) Lucas-Championnière. Fièvre traumative, thèse d'agrégation, 1872.

suivi de remission rapide. L'accès se renouvelle dans des conditions variables. On cherche attentivemen l'étiologie rationnelle de ce phénomène pathologique que rien ne justifie, et, finalement, on apprend que la parturiente est d'un pays à fièvres, qu'elle a eu une ou plusieurs atteintes d'impaludisme. Dès lors, la médication quinique est appliquée et généralement fait merveille.

Voilà en quelques mots le tableau habituel. C'est donc sur ce point singulier et délicat du *diagnostic* d'accès fébriles, survenant sans cause justifiée chez une femme dans la période des couches, que je ferai porter surtout cette étude ; c'est là un fait clinique important qui mérite bien une place à côté de la question générale des *influences pathogéniques réciproques* qui constituent le deuxième point visé dans mes observations.

Je me propose donc d'étudier d'une manière spéciale :

1° Le diagnostic différentiel de l'accès fébrile *post partum.*

2° Ensuite de fixer de mon mieux le rôle de l'accouchement dans la pathogénie de cet accès fébrile lorsqu'il est étranger à des circonstances nouvelles, et relève uniquement d'un état constitutionnel ancien, latent.

Il serait injuste de ne point rapporter à leurs auteurs le mérite des premiers travaux parus sur la question : je le ferai au moyen d'un historique court mais complet, ce que je puis affirmer après la compulsation des grandes revues périodiques, des thèses et des monographies publiées dans ces cinquante dernières années.

En ce qui concerne le traitement, je serai bref, à l'inverse de la plupart des médecins qui s'en sont occupés; car c'est par douzaines que se comptent les mémoires sur l'action du sulfate de quinine, avant, pendant et après l'accouchement, mais surtout durant la grossesse où son action, comme agent abortif ou simplement ocytocique, est tour à tour défendue et attaquée sans que finalement il ressorte de toutes ces discussions autre chose qu'un fait indéniable : la nécessité d'user du sulfate de quinine chaque fois qu'on veut combattre la fièvre intermittente qui est par elle-même plus dangereuse pour la mère, l'enfant et la grossesse, que le médicament ne saurait l'être.

Dans les limites que j'ai résolu de ne point dépasser, le fait thérapeutique est de beaucoup plus simple, puisque nous n'avons point à compter avec l'avortement et la vie du fœtus, la nouvelle accouchée étant seule en question, et rien ne contre-indiquant la médication quinique,

---

HISTORIQUE

Lorsqu'on parcourt les relations d'épidémies de fièvre palustre, ou les mémoires publiés sur des séries d'observations de la même maladie dans les localités où elle est endémique, on rencontre rarement des cas se rapportant nettement à des femmes enceintes ; et l'intérêt pour les auteurs parait se concentrer sur l'influence de l'infection maremmatique par rapport à la mère, à l'enfant, ou par rapport à l'avortement.

En 1858, dans les lettres publiées par Béhier, à l'occasion de la célèbre discussion soulevée à l'Académie sur la fièvre puerpérale, on trouve une mention concernant la fièvre intermittente, et l'auteur insiste sur le diagnostic différentiel de la phlébite et des accès fébriles palustres. Il parle « d'accès intermittents survenant chez les accouchées, et qui sont des récidives de fièvres paludéennes réveillées sous l'influence de la dépression que la grossesse et l'accouchement ont imposée à l'économie. »

C'est là apparemment le premier fait publiquement consigné sur le sujet qui nous occupe.

Mais il resta longtemps oublié, car, il faut bien le dire, dans la pratique nosocomiale, source de la plupart des observations médicales, les cas analogues sont rares et facilement méconnaissables, comme on le verra dans notre paragraphe consacré à l'étude du diagnostic ; ou, pour mieux dire, si des observations de ce genre ont été relevées, elles n'ont pas été publiées (1).

Durant les quinze années qui viennent de s'écouler, M. le professeur Verneuil a souvent eu l'occasion dans ses cliniques, et dans son enseignement aussi bien que dans ses écrits sur l'influence du traumatisme

(1) Pour plus de détails, voir thèse de Moriez, 1876.

sur le réveil des diathèses, de signaler le retour des accès palustres à la suite des opérations et des blessures.

M. J. Lucas Championnière, dans sa thèse d'agrégation de 1872, sur la fièvre traumatique, en fait également mention.

M. le Dr Bureau (1), en 1880, publie le mémoire que j'ai déjà cité. Il base ses conclusions sur 77 cas dont 13 seulement ont trait aux suites de couches.

Sur ces 13 dernières observations, 4 se rapportent à mon sujet ; je les ai consignées plus loin. J'ai naturellement laissé de côté ce qui concerne l'enfant et l'influence de la maladie de la mère sur le fœtus.

Plusieurs auteurs se sont déjà occupés de ce point particulier. M. le Dr Galland a écrit là-dessus une thèse intéressante en 1879. Trousseau en avait déjà dit un mot dans ses cliniques.

Je citerai encore le traité de Billroth où le frisson après le traumatisme chirurgical est comparé au frisson de la fièvre palustre et différencié d'avec lui.

Enfin les thèses du Dr Moriez (1876), de Stoicesko, même année.

Comme il sera nécessaire que dans la thérapeutique, j'envisage les cas où les accès ont débuté avant la délivrance et continué par la suite sans interruption, comme par conséquent il me faudra indiquer la conduite à tenir et la discuter, je ne saurai m'empêcher

(1) Revue mensuelle, 1880.

de signaler à cet égard les considérations différentes auxquelles a donné lieu le traitement par le sulfate de quinine :

Petitjean, *Revue médicale*, 1845
Barbin, th. de Paris, 1870.
Duboué, *Union médicale*, 1871.
César Bazin, *Gazette des hôpitaux*, 1872.
Plantard (th. 1875).

J'ai le regret de n'avoir pu me procurer une observation intitulée : *Fièvre intermittente quotidienne chez une femme en couches*, par Stephan Tonoli (*Gazette lombarde*, tome 7, 1875), qui ne se trouve pas à la bibliothèque de la Faculté. Il en est de même d'un mémoire de d Hooghe, publié dans les Annales de la Société médicale d'Anvers (mai, juin 1875), dont j'ai relevé l'indication dans la Revue des Sciences médicales de M. le professeur Hayem,

Observation I (Personnelle).

Je fus appelé vers minuit le 10 décembre 1881 près de Madame Marie B... pour faire artificiellement l'extraction du placenta.

L'accouchement s'était terminé vers huit heures du soir. On avait tenté la délivrance à plusieurs reprises et le cordon s'était rompu après une série de tractions qui n'avaient eu d'autre résultat que de faire perdre beaucoup de sang à la femme.

Il ne fut pas difficile d'aller chercher le délivre complètement décollé et engagé dans le col utérin.

Les précautions antiseptiques les plus minutieuses ayant été prises avant l'introduction de la main, je fis cependant, pour plus de sureté, une large irrigation intra-vaginale et jusque sur le col utérin avec une solution phéniquée. Je lavai extérieurement avec le plus grand soin ; la malade fut placée dans un lit fort net, la chambre nettoyée et débarrassée de tous les objets souillés et j'instituai la méthode de pansement et de lavage des parties génitales préconisée par M. L. Championnière, c'est-à-dire : tampon phéniqué et compresse phéniquée sur la vulve.

La pièce occupée par Mme B... était fort bien située et dans un quartier sain et aéré. J'insiste sur tous ces petits détails d'hygiène générale, car il importe qu'on ne puisse avoir aucun doute sur la nature des accidents que je vis survenir plus tard.

Pour n'y plus revenir, je dirai de suite que les phénomènes d'involution utérine se firent d'une façon régulière, bien qu'un peu ralentie.

A aucun moment de la période puerpérale, il n'exista de signes de phlébite, de lymphangite, pas même de douleurs en un point quelconque du ventre. Les lochies ne furent point fétides un seul jour et la montée du lait s'opéra normalement.

Tout se passa donc à merveille, hormis le fait spécial des accès fébriles à type périodique et quotidien qui apparurent dès le lendemain de l'accouchement à cinq heures du soir et qui tous étaient séparés par des intervalles absolument apyrétiques.

Voici d'ailleurs l'exposé de la thermographie qui est aussi instructif que possible :

10 décembre jour de l'accouchement.

Le 11, matin. 37,2 Le soir à cinq heures, frisson intense avec horripilation suivi du stade de chaleur et de transpiration abondante ; peu après, la température s'élève à 39° — examen attentif des viscères, des lochies, rien de suspect n'est révélé. J'institue une médication insignifiante et j'attends.

Le 12, matin, température normale ; le soir, l'accès se reproduit vers cinq heures, comme la veille.

Les 13 et 14. Même évènement. Dans l'hypothèse d'une phlegmasie sourde ou bien d'un commencement d'infection que je ne pouvais expliquer par aucun signe, mais qu'il me paraissait raisonnable de soupçonner pourtant, je prescris du sulfate de quinine, en sus de la médication alcoolique que j'avais instituée dès le premier jour.

Le 15. J'étais présent au moment de l'accès qui dura trois quarts d'heure ; je constatai que le thermomètre marquait 40°; la malade n'avait pris que 0,50 centigrammes de sulfate de quinine.

Je fus à ce moment frappé de la teinte foncée de la peau de cette femme sur le fond de laquelle tranchaient de larges macules noires que, sans hésitation et à bon droit, j'avais attribuées au chloasma de la grossesse. Mais cette pigmentation me parut tellement exagérée que j'arrivai, par une brusque association d'idées, à interroger la malade sur ses antécédents pathologiques et voici ce qu'elle me raconta :

Elle est âgée actuellement de 29 ans et elle est née en plein Bocage, dans le département de la Vendée. Son village est soumis à des épidémies périodiques de fièvre intermittente et toute sa famille a été plus ou moins atteinte par le fléau.

Elle ne se rappelle pas avoir été malade jusqu'à l'âge de onze ans, époque où elle eut sa première attaque de fièvre. Les accès, d'après son dire étaient quotidiens et avaient lieu le soir ; elle indique assez bien les différents stades qui les constituaient.

On administre le sulfate de quinine et au bout de quarante jours l'enfant était guérie. Deux ans après (13 ans) elle fut de nouveau reprise par la fièvre et guérie par le sulfate de quinine; mais elle devient très faible, ses parents la croient poitrinaire et jugent nécessaire de la faire changer d'air ; on l'envoie dans un village à cinq lieues de l'endroit qu'elle habitait ; ses cheveux tombent et elle eut une sorte d'éruption cutanée qui commença par les lèvres et gagna toute la face — vésicatoire au bras.

Elle a été réglée à l'âge de quinze ans, et depuis cette époque toujours assez régulièrement, ou en avance de quelques jours, (pas de flueurs blanches.)

Depuis la première atteinte des fièvres, Mme Marie B... a été sujette à des migraines très violentes, précédant ou suivant les règles et souvent accompagnées de vomissements.

Vers l'âge de dix-huit ans, elle quitta la Vendée et vint habiter Paris avec ses maîtres. Sauf ses migraines, elle n'accuse aucune maladie pendant ce laps de temps. Elle allait tous les deux ans dans son pays, au mois de septembre, et pendant l'été ses maîtres habitaient une campagne sur le bord de la Seine, à Montereau. Cette jeune femme n'a donc jamais été soustraite entièrement à l'élément pernicieux.

Il y a six ans, à l'âge de ving-trois ans, nouveaux accès de fièvre intermittente — sulfate de quinine : guérison.

Un an après, autre accès, purgatifs, la fièvre est coupée au bout de huit jours, mais la malade reste longtemps affaiblie.

Il y a deux ans (27 ans) nouveaux accès de fièvre, pris pour une fièvre typhoïde ; on administre un purgatif énergique et le sulfate de quinine réclamé par la malade. La maladie dure quinze jours — excréments très fétides, herpès des lèvres et de la face.

A vingt-huit ans, six mois après ce dernier accès, Mme Marie B... se marie et devient enceinte au bout de six mois. Elle accouche enfin le 10 décembre, comme je l'ai dit plus haut.

La pigmentation que j'observais attentivement à cette heure était de vieille date ; c'est à la suite des premiers accès de fièvre que la peau se colora en bistre, marquant çà et là de larges ronds, plus foncés notamment à la main droite, sur la région droite du ventre, au cou et à la face. La grossesse ne fait qu'accentuer la coloration, au niveau du visage et des seins surtout.

Des macules plus petites, arrondies et complètement noires sont disseminées partout. J'ajoute que Mme B... est très brune. Nul doute pour moi que ces signes de cachexie palustre ne fussent pour beaucoup dans ce que j'observais actuellement.

La percussion et l'examen attentif du foie et de la rate me révélèrent une notable hypertrophie de ces organes, sur lesquels la pression provoquait une douleur très nette.

Dés lors, je portai la dose de sulfate de quinine à deux grammes par jour et je pus assister presque immédiatement à la décroissance de la gravité des accès et à leur disparition complète.

L'état général qui était très compromis se relèva peu à peu ; à l'anorexie, à la faiblesse, à l'anémie profonde firent bientôt place les signes d'une amélioration notable. Je continuai le traitement pendant une quinzaine de jours, en diminuant graduellement la dose du médicament.

En même temps, le foie et la rate reprirent leurs proportions à peu près normales.

L'enfant n'avait rien éprouvé.

Les deux faits suivants ont été observés à l'hôpital Cochin, dans l'année 1879, dans le service de M. le Dr L. Championnière. La note qui les concerne m'a été obligeamment communiquée par M. le Dr Doléris.

Observation II.

La nommée Pigeault, au no 38, d'origine bretonne, accouche au mois de juin normalement d'un enfant bien constitué et vivant.

Elle n'a pas été malade pendant sa grossesse; les deux premiers jours, les suites de couches n'ont présenté rien de particulier.

Le troisième jour, hémorrhagie à la suite d'expulsion de caillots — quelques coliques. — On constate que l'utérus est resté volumineux.

L'hémorrhagie se reproduit dans la nuit. On fait une injection froide dans le vagin et une injection d'ergotine.

Le quatrième jour, un accès de fièvre à midi ; la température était normale jusque là. Le ventre n'est pas douloureux. On ordonne 0,50 centigrammes de sulfate de quinine. Pas de fièvre dans la soirée, ni la nuit.

Le lendemain, deuxième accès à la même heure que la veille. Aucun signe de phlegmasie dans l'utérus et les annexes. M. L. Championnière pense à la fièvre intermittente. Nous apprenons que cette femme a eu deux fois dant son pays des atteintes d'impaludisme. La dernière date de dix-huit mois avant l'accouchement. Elle a duré cinq semaines et a été traitée par le sulfate de quinine. On insitue le même traitement ; les accès fébriles ne reparaissent plus et la malade sort le quatorzième jour. La dose de sulfate de quinine administrée était de 1 gramme 50 en trois doses dans les vingt-quatre heures.

OBSERVATION III.

Dafniet (n° 8), primipare accouche. le 23 mai, à la maternité de l'hôpital Cochin.

Présentation du sommet, procidence du cordon et de la main droite. Je pratique la version, l'enfant est extrait inanimé, mais revient fort bien, après quelques minutes d'insufflation.

Injections phéniquées dans le vagin après l'opération.

Les suites de couches se passent bien jusqu'au troisième jour.

Le 26 mai. A six heures du soir, la malade est prise d'un frisson violent en même temps que de coliques. Il semble à la palpation que l'utérus est un peu douloureux à gauche et néanmoins il n'y a pas de douleur spontanée. Les lochies ne sont point fétides. La montée du lait s'est effectuée dans la journée. Par excès de précautiou la sage-femme de garde applique un large vésicatoire sur l'abdomen et donne 0,75 centigrammes de sulfate de quinine.

Le 27. A la visite du matin, température 37,4, le pouls est à 80. Le soir, même état.

Le 28. Vers cinq heures après avoir pris nn potage, la malade est prise d'un nouveau frisson, suivi de chaleur et de sueur qui dura une bonne heure. Température 40° ; pouls 112°.

Le 29. On peut coustater que le ventre est souple, indolore, que les lochies ont cessé de couler, la peau est fraiche, le pouls calme.

Le facies est remarquablement pale, avec une coloration jaune terreux, presque subictérique. De plus, le masque est encore très accentué.

Il n'y a ni crevasses, ni rougeur aux seins. J'examine le foie, et je constate que le bord antérieur de cet organe dépasse notablement les fausses côtes. Il n'est pas douloureux. La rate me paraît aussi augmentée de volume. Je reste sous l'impression que malgré l'absence de symptômes certains, cette femme fait de la septicémie et le sulfate de quinine est repris sans interruption à la dose de 1 gramme 75 centigrammes par jour.

Le 30. Tout va bien et je n'ai à noter aucun incident. Le

mieux se poursuit deux jours encore et, le 2 juin, on diminue de moitié la dose de sulfate de quinine.

Dans la soirée, et alors que l'on croyait tout danger disparu, frisson un peu moins violent et moins long que les précédents, mais suivi d'un long stade de chaleur et sueur. — Sans douleur, sans aucun phénomène morbide dans la sphère génitale.

Le lendemain, 3 juin, apyrexie complète. Il ne semble pas que l'idée d'une résorption septique quelconqne soit encore admissible, étant donnée la marche singulière de la fièvre et les longues intermittences apyrétiques.

M. L. Championnière émet l'avis que nous avons affaire à une intoxication palustre ancienne. La malade est interrogée sur l'endroit qu'elle habite, les conditions hygiéniques dans lesquelles elle se trouve. Elle nous renseigne amplement à cet égard : elle habitait la banlieue de Paris : son mari a été employé longtemps à défoncer les terrains pour l'établissement d'une nouvelle ligne de chemin de fer ; il a été malade pendant plus de trois semaines. Elle même, dans le début de sa grossesse a eu des fièvres réglées (elle habitait dans le voisinage immédiat des travaux) Et elle ajoute que, depuis cette époque, elle a conservé cette coloration jaune du visage qui nous avait frappés à un moment donné.

On lui avait conseillé de quitter son logement et elle était venue habiter Paris. Sa grossesse étant déjà avancée, elle avait été reçue à l'asile Sainte-Magdeleine. Là, elle avait eu quelques légers accès de fièvre qui furent arrêtés par des paquets administrés par les sœurs (du sulfate de quinine apparemment). Elle n'avait rien éprouvé dans les deux derniers mois, si ce n'est une grande fatigue et beaucoup de faiblesse, ce qu'elle attribuait à l'insuffisance de la nourriture.

A partir de ce jour, le sulfate de quinine fut administré méthodiquement et la fièvre ne reparut plus qu'une seule fois, le 5 juin.

La malade sortit fort bien portante au bout de 25 jonrs après son accouchement.

Le foie et la rate ne paraissaient pas dépasser les proportions normales.

Observation IV.

(Recueillie par M. le Dr Bureau, loc. cit.).

Madame V. de C... primipare, de tempérament lymphatique, est née et a vécu en Sologne. Avant et depuis son mariage, elle eût des accès très fréquents de fièvre intermittente, mais aucun pendant sa grossesse.

Le 3 mars 1873, elle accoucha facilement d'une fille venue à terme et la délivrance fut naturelle.

Trois jours après, le lait apparaît, et, en même temps, survient la fièvre avec frisson, chaleur et sueur durant 36 heures.

Le surlendemain nouvel accès.

Au bout de deux jours, troisième accès et la fièvre persiste sans rémission franche, plus violente toutefois le soir, pouls 110, température 38°8.

Les lochies sont rouges et abondantes, il existe de la constipation, la rate est volumineuse, le foie déborde les fausses côtes, mais le ventre n'est pas douloureux.

On donne un lavement glycériné, 1 gramme 50 centigrammes d'ergot de seigle et 0,75 centigrammes de sulfate de quinine pendant cinq jours.

Le lendemain, la malade est mieux ; cinq jours après, quelques malaises fébriles seulement. Le lait revient, et vingt-cinq jours après l'accouchement, la malade est rétablie.

Au mois de septembre suivant, cette dame eut un nouvel accès de fièvre intermittente qui céda rapidement après l'administration du sulfate de quinine.

Au mois de mai 1874, pneumonie droite, cette fois encore la diathèse maremmatique manifeste son influence fâcheuse et la résolution ne s'établit qu'après l'emploi de fortes doses du sel fébrifuge.

Quelque temps après la guérison de la pneumonie, la malade devient enceinte, pour la deuxième fois. Pendant cette nouvelle grossesse, comme pendant la première, aucun accident fébrile ne se produisit.

L'accouchement se fit très facilement, mais, quinze heures

après la délivrance, survient un accès de fièvre intermittente bien caractérisé par les frissons, la chaleur et la sueur. Les lochies sont sanguinolentes. On administre, comme la première fois et à la même dose, l'ergot de seigle et le sulfate de quinine.

Le surlendemain nouvel accès plus violent et incomplet, qui se réduit aux stades de chaleur et de sueur.

On continue cependant l'administration du sulfate de quinine, les accès ne paraissent plus, il n'y a pas de fièvre, les lochies cessent d'être sanguinolentes et les suites de couches sont normales.

Au bout d'un mois, la malade était complètement rétablie.

Observation V (Bureau).

Mme M... de V... multipare, de faible constitution, et déjà très anémiée par la cachexie palustre, est reprise de fièvre intermittente à type tierce six semaines avant d'accoucher.

Elle ne pouvait prendre aucune espèce de nourriture ; seulement un peu de vin de quinquina soutenait ses forces affaiblies.

Le 15 août 1875, étant presqu'à terme, elle est prise en même temps du frisson qui annonce un accès de fièvre et des premières douleurs de l'accouchement, et alors on reconnaissait que l'enfant était agité par la fièvre.

Après deux heures de contractions peu rapprochées, de douleurs peu fortes, la femme était complètement délivrée et il y eut ensuite une perte légère.

La fièvre, pendant ce temps, avait parcouru régulièrement ses trois stades.

L'enfant était vivant, très chétif, violacé.

Le surlendemain, la mère eut son accès de fièvre plus violent qu'avant son accouchement : et, au même instant, l'enfant qui jusque-là avait été presque froid fut agité et brûlant pour redevenir froid trois heures après.

Il succomba au troisième accès avec une rate d'un volume prodigieux.

Malgré la sulfate de quinine donné à la dose de 0,50 centigrammes, la mère eût quatre accès de fièvre; les lochies restèrent sanguinolentes jusqu'au onzième jour, et l'utérus était à ce moment là à un doigt au dessous de l'ombilic

La sécrétion lactée fit absolument défaut.

Enfin, après une longue convalescence, la malade reprit sa santé ordinaire.

OBSERVATION VI (Bureau).

Mme P. de T... d'un tempéramment lymphatico-sanguin est originaire de la Sologne où elle habite encore maintenant. Elle a eu de fréquents accès de fièvre intermittente tierce, et le dernier, quelques mois avant de devenir enceinte. Pendant la grossesse il ne survint aucun accident de nature maremmatique.

L'accouchement et la délivrance n'offrent rien de particulier et sont naturels, l'enfant vient à terme bien portant.

Le troisième jour, la sécrétion lactée s'établit, accompagnée d'un léger accès de fièvre de quelques heures de durée.

Le cinquième jour, les lochies se colorent et augmentent, l'appétit diminue et malgré l'administration du perchlorure de fer et de toniques, la situation s'aggrave jusqu'au dix-septième jour.

L'utérus est encore à deux doigts au-dessous de l'ombilic.

La température oscille entre 36°9 et 37°8, à exaspération vespérale.

Ce jour là, on donne à la malade deux grammes d'ergot de seigle et 0,75 centigrammes de sulfate de quinine.

Immédiatement, l'utérus revient sur lui-même, les lochies deviennent moins colorées, puis laiteuses et diminuent en quantité.

Après quinze jours d'administration de sulfate de quinine, les suites de couches étaient absolument normales.

La sécrétion lactée avait cessé dès le huitième jour. Les règles revinrent normalement huit semaines après l'accouchement.

Observation VII (Bureau)

Mme N., âgée de 28 ans, névropathe, a eu, comme maladie antérieure, la fièvre typhoïde, il y a quatre ans.

Habitant la Sologne depuis trois ans seulement et dans un pays où la fièvre palustre règne d'une façon endémique, cette dame a subi les atteintes du fléau dès la première année de son séjour.

Depuis, elle a eu trois fois à supporter des accès de fièvre intermittente qui ont fini par déterminer chez elle tous les signes de la cachexie.

La malade devient enceinte pendant une période de récidives fébriles et la grossesse s'écoule au milieu d'accès de fièvre, de type tierce, qui sont interrompus toujours par l'administration du sulfate de quinine, mais qui reparaissent quinze ou vingt jours après la cessation du médicament.

On ordonne un régime tonique que le malade suit très rigoureusement de façon à améliorer un peu l'état général qui ne s'altère pas davantage.

L'accouchement se fait à terme quatre jours après un accès de fièvre et pendant trois jours consécutifs, le sulfate de quinine avait été donné à la dose de cinquante centigrammes : aucun phénomène particulier pour la délivrance et l'accouchement : l'enfant est vivant. mais très chétif, sa rate est très volumineuse et il meurt le septième jour de gastro-entérite.

Vingt quatre heures après la délivrance, la malade est prise d'un violent frisson qui est bientôt suivi de chaleur et de sueur. Cet accès dure onze heures, puis vient une période de calme de neuf heures. Alors nouvel accès semblable au premier, mais qui cette fois dure cinq jours sans présenter de rémisson complète.

La sulfate de quinine et l'ergot de seigle sont administrés d'une façon méthodique : c'est alors que la fièvre disparait progressivement et les suites de couches deviennent régulières.

M. le Dr Bureau donne également le résultat de quatre observations de fièvre intermittente tierce, chez des femmes qui avaient eu des accès avant et pendant la grossesse.

L'accouchement s'était fait normalement, mais la délivrance avait été accompagnée d'une perte légère. Les lochies furent abondantes et sanguinolentes de onze à quinze jours. La régression utérine était lente et la sécrétion lactée rare et toujours nulle pendant l'accès. On administrait le sulfate de quinine dont l'effet bienfaisant ne manquait jamais de se faire sentir : il coupait la fièvre et ramenait les suites de couches à leur type normal.

Observation VIII (Personnelle).

Bernard (Rosalie), cuisinière, âgée de 32 ans, entre à la Clinique pour y faire ses couches le 15 février 1882.

Elle a eu plusieurs enfants. L'accouchement à lieu à terme et dure 20 heures environ, sans être marqué par aucun phénomène anomal. L'enfant est bien portant.

L'état sanitaire est excellent dans les salles de la Clinique.

Cette femme est prise néanmoins, le surlendemain de l'accouchement, d'un frisson suivi de sueurs profuses, vers trois heures de l'après-midi.

J'explorai attentivement les organes du petit bassin ; je ne constatai rien de suspect : l'utérus est revenu légèrement sur lui-même et les lochies sont naturelles. Les organes thoraciques ne présentaient rien de particulier.

Le malade a une céphalagie vive, mais la température est normale ; le pouls également.

Le lendemain 18, à la visite du matin, M. Depaul n'observe aucun symptôme local ou général, tout est pour le mieux.

Le soir, nouveau frisson. Les seins n'offrent aucune trace de lymphangite, la montée du lait s'est faite depuis la veille.

Le 19 matin, apyrexie complète; le soir, accès fébrile à la même heure que la veille et l'avant-veille. Je me livre à un nouvel examen minutieux de tous les organes et appareils qui pourraient être le siège d'un trouble pathologique de nature à expliquer la fièvre. N'ayant rien trouvé, j'interroge la malade et j'apprends qu'elle est originaire d'un pays à fièvre, que, l'an dernier, elle a été soignée pendant un mois par le sulfate de quinine pour des fièvres quartes ; qu'au début de sa grossesse, époque où elle vint habiter Paris, elle a eu plusieurs accès périodiques qui ont ont cédé à une médication identique : le reste de la grossesse s'était bien passé.

Cette femme a le teint terreux : son foie déborde les fausses côtes de deux bons travers de doigts ; la rate est hypertrophiée et un peu sensible. On donne le soir même du sulfate de quinine : un gramme en quatre doses espacées.

Le 20. La journée se passe bien : un peu de céphalalgie, quelques bourdonnements d'oreille, pas de fièvre, pas de frissons. L'infirmière n'administre point le sulfate de quinine qui cependant avait été maintenu à la visite du matin par M. le professeur Depaul (d'avis que nous avions affaire à une paludéenne en reprise d'accès, occasionnés probablement par la parturition).

Le soir à quatre heures, frisson et sueurs.

La médication quinique est maintenue pendant plusieurs jours et les manifestations telluriques ne se produisent plus. La malade sort guérie et en bonne santé, trois semaines après l'accouchement.

Nota. L'involution utérine ne m'a pas paru avoir subi grand effet de la fièvre périodique, car, dès le sixième jour, le cathétérisme intra-utérin pratiqué dans un but de recherches spéciales, démontra que l'organe était revenu à ses proportions ordinaires, à cette période des suites de couches : 7 centimètres 1/2,

Les lochies normales pendant toute la durée post-puerpérale furent supprimées dès le sixième jour, et nous n'assistâmes à aucune sorte d'hémorrhagie.

Observation IX.

A l'occasion de faits analogues, et en souvenir de l'observation qui vient d'être relatée, M. le professeur Depaul racontait le cas suivant: Il y a quelques années, ayant assisté une de ses clientes dans un accouchement fort simple, M. Depaul fut fort étonné de voir se reproduire, pendant les quelques jours qui suivirent la délivrance, des accès fébriles réguliers et reparaissant à la même heure tous les deux jours. Aucune explication ne pouvait être mise en cause et, en dehors des accès, la malade était fort bien portante.

Ce fût elle-même qui attira l'attention du savant professeur en lui parlant d'une fièvre qu'elle avait eue à la campagne antérieurement à sa grossesse et qui, à son dire, présentait les mêmes caractères que celle qu'elle éprouvait actuellement. Son médecin ordinaire, Hervez de Chégoin, avait été appelé et par une médication appropriée avait coupé les accès. On avait ensuite interdit le séjour à la campagne.

M. Depaul fit venir en consultation Hervez de Chégoin qui confirma le dire de la malade sur ses antécédents, et après un examen minutieux du foie, de la rate, de la nature des accidents fébriles, on fut d'accord pour reconnaître un rappel de fièvre intermittente. L'accouchement et ses suites pouvaient être seuls incriminés, comme cause occasionnelle. Le sulfate de quinine fut administré et la guérison rapidement obtenue.

CONDITIONS ÉTIOLOGIQUES

Les malades dont on vient de lire l'observation ont été atteintes dans des conditions qu'il est très facile de séparer en deux catégories :

Les unes ont été surprises par les accès fébriles après une accalmie complète de l'impaludisme qui avait laissé la grossesse parcourir toutes ses périodes sans manifestation nouvelle. La fièvre a débuté dans les premiers jours qui ont suivi l'accouchement.

Les autres semblent n'avoir jamais été complètement soustraites à l'influence pyrétogène; les atteintes du mal ont continué pendant la période de gestation et n'ont cédé, à différentes reprises, qu'à la médication spéciale. J'ai relaté spécialement trois faits de ce genre. L'une des malades qui fait le sujet de l'observation n'avait pas cessé un seul instant d'habiter le pays, où la fièvre palustre est endémique et où elle avait pris le germe de son affection.

La seconde, malade avant l'époque de la conception, eut plusieurs accès dans les trois premiers mois de la grossesse et les vit reparaître lorsqu'elle changea de résidence pour venir à Paris. C'est là un fait bien connu et qui cadre avec ce que nous savons des causes occasionnelles de la réapparition des accès palustres.

Dans le troisième cas, l'accouchement eut lieu à

terme, mais au milieu même du développement d'une atteinte de fièvre.

Il serait difficile, d'après une statistique forcément restreinte et en l'absence de détails suffisants, de conclure à l'influence qu'a pu avoir la grossesse sur le développement des accès ou sur leur disparition. Ce n'est d'ailleurs pas l'objet de cette étude.

Au point de vue plus précis qui m'occupe, je note simplement les deux modes de début très différents qui s'offrent en clinique :

1° Apparition des accès précédant l'accouchement et signalant à l'avance la nature de ceux qui vont se reproduire après la délivrance ;

2° Suppression des accès pendant la grossesse : apparition brusque après l'accouchement.

La date précise de l'invasion de la fièvre est assez variable.

D'après les cas que j'ai rapportés, le début n'a pas dépassé le troisième jour ; plus souvent il a eu lieu dans les premières vingt quatre heures.

M. le Dr Bureau, dans ses observations, a noté la coïncidence avec la montée du lait. On peut bien accorder que le fait est exact en principe, car le phénomène physiologique de la sécrétion lactée s'opère généralement à cette époque, mais il n'a point, comme semblent l'indiquer les termes précis de l auteur, une durée tellement limitée qu'on puisse leur assigner un moment plutôt qu'un autre.

Autrement dit, l'accès intermittent est un accident brusque, rapide et généralement de courte durée.

La montée du lait est lente et demande un temps plus ou moins long. Ceci dit, je ne pense pas qu'on puisse nier que l'ensemble des conditions nouvelles, imposées à l'accouchée, et la perturbation de toutes les fonctions, y compris la fonction de la lactation, ont un rôle indéterminé mais réel dans l'apparition de l'accès. Comment expliquer cette influence multiple? Comment démontrer par un mécanisme physiologique facile à comprendre, l'apparition en acte d'un germe morbide dès longtemps disparu et cela, par l'action combinée des efforts organiques à la suite du choc de l'accouchement?

Je ne l'entreprendrai point. Ce qui est certain c'est que, défini ou ignoré, cet état spécial de l'économie existe dans la période des suites de couches; c'est que la femme se trouve soumise à des influences venant de l'extérieur et montre à leur égard une susceptibilité extraordinaire; c'est qu'elle est encore soumise à l'influence de son propre milieu modifié.

En matière d'infection banale, Fancourt Barnes appelle cette influence : *septicémie autogénique*, et il admet que la nature des produits excrémentitiels ou récrémentitiels non utilisés, immobilisés dans les milieux de l'accouchée, ont une influence réelle sur l'apparition de la fièvre et de phénomènes généraux plus graves.

Que cette hypothèse soit vraie ou non, il faut bien convenir que pour la femme qui vient d'enfanter, cette période est une époque critique à tous égards, période où beaucoup de diathèses endormies pendant la grossesse se réveillent avec une acuité nouvelle ; où les prédispositions héréditaires ou acquises se révèlent à l'occasion du moindre prétexte : le rhumatisme, la tuberculose sont dans ce cas.

Je sais qu'il n'en est pas ainsi de toutes les maladies générales, que par contre la phase post-puerpérale marque souvent le début de la guérison de certaines maladies acquises antérieurement où contemporainement à la grossesse, les affections cutanées, la syphilis ; mais que conclure en somme ? C'est que, pour le cas actuel comme pour bien d'autres, l'explication nous manque.

La pathogénie de la réapparition des accès palustres après l'accouchement nous échappe : le fait est ou paraît incontestable, comme il l'est à la suite des traumatismes.

Dans nos observations, il est à regretter que la date des dernières atteintes d'impaludisme antérieures à la grossesse n'ait pas été notée, mais on y voit que, dans un cas, les accès avaient disparu 15 mois avant l'accouchement.

La durée, la nature et les accidents du travail sont-ils à mettre en cause dans l'étiologie occasionnelle ? Il serait difficile de répondre à cette question : une seule fois sur quinze on a eu affaire à un cas de dystocie, la version rapide fut nécessitée par l'état de l'enfant.

Je ne parle pas des hémorrhagies que M. le Dr Bureau prétend être fréquentes, mais qui en réalité ne sont signalées que dans un très petit nombre de faits.

J'y reviendrai à l'occasion du pronostic. Dans les

autres observations que je rapporte, l'accouchement fut simple et rapide, il n'y a donc lieu de l'incriminer en rien.

CARACTÈRES CLINIQUES, MARCHE, DURÉE.

L'accès intermittent débute subitement au milieu du calme qui succède au travail de l'accouchement, par un frisson d'intensité et de durée variables, auquel succède une période de chaleur accompagnée de sueurs en général fort abondantes.

Rien dans la succession ou la longueur de ces trois stades classiques n'est fixe ; le frisson même peut être fort passager ; il peut passer presque inaperçu ; la femme n'éprouve qu'un sentiment de froid avec un léger tremblement.

Les stades de chaleur et de sueur sont généralement plus longs.

M. Bureau a noté des accès ayant duré huit à neuf heures ; dans nos observations les plus longs n'ont pas dépassé deux à trois heures. Il faut dire que la plupart des malades observées par M. Bureau, toutes habitant la Sologne, étaient soumises à l'influence palustre d'une manière permanente. Beaucoup d'entre elles n'avaient éprouvé qu'une interruption momentanée de l'affection. Un grand nombre étaient en pleine maladie au moment de l'accouchement.

Chez ces dernières (les femmes étant donc en pleine période d'accès), le pouls n'est jamais devenu après la délivrance aussi lent que l'a indiqué Blot ; la température n'a point subi l'abaissement qui a également été noté par les accoucheurs. La période intercalaire séparant les accès, ne restait point non plus franchement apyrétique dans tous les cas.

Dans les faits qui me sont propres, jamais la chose ne s'est présentée ainsi. On n'a d'ailleurs pas pu consigner l'observation spéciale du pouls et de la température après l'accouchement.

Le type le plus fréquemment observé a été *le type quotidien* : accès à heure fixe, à peu près de durée semblable. On a noté aussi nombre de fois *le type tierce :* c'est même celui qui s'est présenté le plus fréquemment dans les observations recueillies en Sologne.

Plusieurs fois, l'apparition des accès a été irrégulière, mais l'explication de cette irrégularité me paraît aisée ; il ne faut pas oublier que le sulfate de quinine a été administré hâtivement dans quelques cas, et que son action a eu pour but de juguler des accès d'ailleurs peu intenses ; que, par suite d'oubli ou de négligence, la médication a pu n'être pas continuée avec rigueur (le fait a été constaté une fois au moins), et l'accès a reparu, à un moment plus ou moins rapproché de l'époque présumée, mais le type primitif n'en était pas moins rompu.

A part de rares exceptions d'ailleurs, la *périodicité*

a été des plus nettes : c'est là un caractère important que je ne saurais laisser dans l'ombre, car, au point de vue du diagnostic, il est d'un haut intérêt. C'est cette circonstance du retour précis à époque fixe de l'accès qui me permettra d'établir les différences de l'accès palustre et d'autres accès fébriles identiques comme forme, mais soumis à une pathogénie toute différente.

Le gonflement du foie et de la rate a été consigné d'une manière constante dans la plupart des observations. Il en est fait mention dans tous les faits de M. Bureau.

Ceci ne peut être contesté à la vérité, mais je crois néanmoins qu'il y a lieu de s'étonner que dans les quelques cas qui ont trait à des femmes depuis longtemps soustraites à l'influence palustre, depuis quinze, dix-huit mois, la tuméfaction de ces organes ait été aussi nettement relevée, dès les premiers accès.

Dans l'observation qui m'est personnelle, le fait était aussi évident que possible, mais je me hâte de rappeler qu'il s'agissait ici d'une femme qui avait subi de nombreuses atteintes d'impaludisme, qui en avait conservé des stigmates apparents et dont l'économie entière paraissait encore sons le coup d'une influence si prolongée ; c'était un type de cachectiqne palustre que j'ai eu l'occasion d'observer, et je ne m'étonnai point que le foie, la rate conservassent l'altération spéciale. D'ailleurs, plus d'une semaine s'était écoulée lorsque j'eus l'idée de pratiquer l'examen des hypochondres.

A tout prendre, on peut admettre que cette tuméfaction est bien le fait de l'influence palustre latente, mais n'est-il pas permis de la rapporter au phénomène physiologique de l'hypertrophie gravidique qui atteint le foie dès avant l'accouchement et qui persiste encore après lui, généralement tant que dure la lactation. Je pose le problème sans le résoudre et seulement parce qu'il me paraît indispensable que les faits physiologiques soient mis en relief pour n'être point confondus avec de véritables anomalies morbides.

Dans un certain nombre de cas, on rencontre chez la femme nouvellement accouchée des altérations du foie, congestion générale ou locale, zones inflammatoires, hépatites réelles, dont la cause est de nature spéciale. Ces inflammations, ces lésions variables sont le plus souvent des infarctus arrivés à des périodes diverses de leur processus, et leur existence implique une infection puerpérale. Il serait d'autant plus aisé de confondre un état semblable avec la simple congestion due à l'impaludisme, que les manifestations réactionnelles se ressemblent étonnamment, hormis cependant *la périodicité réglée* et l'*apyrexie* des périodes intercalaires.

Il n'en faut pas moins accorder sa valeur réelle à l'augmentation de volume du foie, lorsque rien n'autorise à incriminer une infection septique, et que les symptômes de la phlébite ou de la lymphangite manquent absolument. Cette valeur s'augmente encore par la constatation d'une congestion semblable de la rate, ainsi que cela a été noté dans la majorité des cas.

On a parlé de la persistance des lochies sanguinolentes pendant un temps plus long que cela n'a lieu d'ordinaire; la durée totale de l'écoulement lochial serait aussi plus prolongée.

Y a-t-il une règle bien absolue à cet égard? Peut-on dire au juste combien de temps dure cet écoulement? Si l'on consulte certaines statistiques, on constate qu'au bout de trois, quatre jours, tout a cessé.

Si l'on en consulte d'autres, c'est une semaine qu'il faut compter. Certaines femmes multipares, vigoureuses, dans de bonnes conditions hygiéniques, n'ont presque pas de lochies. Certaines autres, affaiblies, mal nourries, épuisées, ont encore au bout de trois semaines, un mois, un écoulement muco-purulent assez abondant.

Malgré tout, il faut bien admettre que si les conditions locales (hygiène rigoureuse de l'appareil génital après l'accouchement) constituent le point important, l'état général influe pour sa part dans une certaine mesure sur les processus réparateurs dont l'utérus est le siège principal.

La grande question, à mon sens, est surtout dépendante, non pas de l'impaludisme lui-même, mais des ravages plus ou moins marqués qu'il a faits dans l'organisme malade.

A priori, il paraît admissible qu'une femme atteinte de cachexie palustre, est prédisposée aux complications ordinaires des suites de couches plus qu'une femme bien portante ; chez elle les lochies seront peut-être plus abondantes, plus sanguinolentes, plus longues.

Mais la femme qu'un réveil subit de sa maladie, depuis longtemps endormie, surprend au milieu de conditions irréprochables, qu'un traitement approprié soustrait rapidement à cette action, ne me paraît pas rentrer dans ce cadre.

D'ailleurs, et c'est un point fort intéressant à mettre en relief d'ores et déjà, le pronostic des suites de couches ne parait pas être aggravé par l'apparition de la fièvre palustre, si l'on consulte les résultats statistiques dont je parlerai tout à l'heure. Pour clore d'un mot cette discussion toute de détail, il semble raisonnable de ne rapporter à l'impaludisme (en dehors de toute cachexie reconnue) que ce qui lui appartient réellement, c'est-à-dire l'accès fébrile.

DIAGNOSTIC.

Les caractères cliniques qui se rapportent à la fièvre intermittente n'ont rien de particulièrement typique en eux-mêmes. L'accès fébrile se retrouve semblable dans de nombreuses circonstances et le frisson est à coup sûr le phénomène frappant du tableau ; aussi a t-il été l'objet d'études nombreuses et approfondies. C'est sur le détail de ces phénomènes qu'est basé le diagnostic différentiel du frisson post-partum qui nous arrêtera quelques instants.

Le frisson nerveux qu'éprouvent beaucoup de femmes récemment accouchées, est caractérisé par un ébranlement général avec tremblement, sensation de froid plus ou moins marquée, peu intense généralement ; pouvant aller jusqu'au claquement de dents. Le pouls dans ces conditions subit des variations très différentes qui ont été bien étudiées dans la thèse de Stoicesko ; irrégulier, petit, souvent rapide, il peut parfois ne présenter que très peu de modifications ; il est seulement un peu plus fréquent, ce qui s'observe du reste immédiatement à la suite du travail.

Souvent ces phénomènes se réduisent à un simple frissonnement, analogue à celui que l'on éprouve à la suite d'une violente émotion morale, d'un choc nerveux quelconque.

Fait caractéristique : la température n'est point augmentée.

Chez certaines femmes névropathes avérées, le frisson nerveux peut acquérir des proportions vraiment inquiétantes, être accompagné de trémulations prolongées, de soubresauts généraux des membres, de pseudo-éclampsie, très différente de la véritable maladie de ce nom, mais néanmoins remarquable par l'intensité et la répétition du phénomène. Cependant, encore ici, la température ne s'exagère point dans de notables proportions et les stades de chaleur et de sueur manquent ; tout se borne au frisson.

Au bout d un certain temps, et dès le premier jour des suites de couches, comme dans les jours qui suivent, on a observé parfois un mouvement fébrile léger, accompagné souvent d'une éruption d'herpès aux lèvres, de chaleur à la peau, d'accélération anormale du pouls, contrastant avec le ralentissement que l'on observe à l'état normal, en pareil cas. Cet état peut durer deux à trois jours. Mais ici c'est l'inverse ; c'est la fièvre sans frisson, et une fièvre continue légère, sans exacerbation, celle que les auteurs, Jacquemier entre autres, ont appelée *fièvre éphémère* des femmes en couches. Elle survient surtout au milieu des constitutions médicales suspectes et coïncide avec l'apparition d'angines, de fièvres éruptives, à l'automne et au printemps de préférence.

Dans les deux cas que je viens d'examiner les organes pelviens ne présentent aucun signe d'inflammation, et rien ne permet de soupçonner une infection quelconque.

La lymphangite utérine, suivie à bref délai d'un début de péritonite, s'annonce par un accès fébrile qui, dans ses caractères propres, simule bien l'accès palustre, mais les phénomènes concomitants ont une importance énorme. Le frisson est soudain, débute brusquement ; il est unique d'après Championnière, Siredey, Stoicesko ; il s'accompagne d'une douleur vive, générale, occupant tout l'abdomen avec ballonnement rapide, vomissements fréquents ; au facies abdominal spécial font suite, dans les premiers moments, tous les signes d'une phlegmasie générale : visage vultueux, yeux brillants, siccité des muqueuses ; au pouls petit, serré, rapide, succède un pouls plein, vibrant et moins fréquent ; les sueurs manquent souvent (Stoicesko).

Le frisson unique admis comme un caractère constant de la lymphangite est peut-être moins constant qu'on ne l'a dit, et les cas dans lesquels l'accès se répète sont nombreux.

Il n'en est pas moins vrai que ce fait constitue une différence tranchée d'avec les frissons toujours multiples de la phlébite. D'ailleurs ces deux lésions sont-elles bien souvent isolées, et ne se compliquent-elles pas dans nombre de cas ? Dès lors, que dire de bien précis à cet égard ? Toujours est-il que dans la lymphangite la fièvre persiste après le premier accès, continue, franche, intense, et que les phénomènes concomitants ne peuvent pas tromper.

L'accès fébrile de la phlébite utérine est plus tardif ; il survient d'ordinaire après d'autres manifestations qui justifient son apparition : fétidité des lochies, douleur obtuse, coliques, signes de pelvi-péritonite, etc.

Il est multiple, ceci est un fait constant. Sa répétition signale une poussée nouvelle, un empoisonnement nouveau du milieu sanguin, une décharge septique si l'on veut ; ou bien une embolie infectieuse dans un organe important.

Il est de longue durée, souvent très violent. Le stade de sueur ne manque jamais.

Au reste, sa ressemblance avec l'accès palustre est telle que Billroth dit : « les accès de pyohémie ressemblent à ceux qu'on observe dans la fièvre intermittente sous le rapport du froid, de la chaleur sèche et de la transpiration. »

« L'accès de phlébite, dit Stoicesko, rappelle absolument celui d'un accès de fièvre maremmatique ; il y a trois stades, froid, chaleur, sueur, séparés par des intervalles indéterminés, *sans période régulière de rémission.* »

La courbe de la température ressemble à celle de la fièvre intermittente ; hyperthermie avec accélération du pouls avant et pendant le frisson ; abaissement de la température et diminution du pouls durant la période de rémission.

« La répétition est le caractère propre du frisson de la phlébite, dit le professeur Depaul, dans son discours à l'Académie (mars 1858) et c'est rarement après vingt-quatre à trente-six heures que reviennent les deuxième et troisième frissons. »

Voilà réunis les caractères qui nous permettent maintenant d'opposer l'accès palustre à l'accès de la phlébite.

1° L'accès palustre identique comme forme se répète à des intervalles déterminés, périodiques. Nous avons vu le type quotidien régulier et le type tierce être les plus fréquents.

2° Si la phlébite peut ne point se révéler par des signes locaux intenses, et si la malade peut ne pas accuser de douleurs dans certains cas, la palpation, la pression, le toucher, permettent de localiser nettement une zone, un point tuméfié et douloureux au niveau de l'utérus ou de ses annexes.

3° L'examen attentif de la phlébite à l'occasion de

chaque frisson fait presque toujours découvrir dans un viscère important, foie, poumon, rein, l'indice d'une métastase.

4° Bien que coupés par des périodes de rémission, les accès de la phlébite laissent rarement la malade sans fièvre aucune pendant les intervalles ; il peut y avoir des moments où la température descend très bas; il y a sûrement une grande irrégularité dans la courbe, mais la température et le pouls accusent néanmoins, en dehors des frissons, des exaspérations fébriles manifestes. Dans la fièvre intermittente, l'apyrexie de la période intercalaire est complète.

5° Enfin les signes d'aggravation croissante de l'état général, les phénomènes critiques, l'existence de la diarrhée, les vomissements dus à un foyer de péritonite circonscrite, sont des caractères propres à la phlegmasie puerpérale que ne nous offre pas la fièvre paludéenne.

Il me resterait à parler des abcès du sein qui ne peuvent occasionner de méprise qu'autant qu'on néglige de surveiller cet organe et de saisir, dès son début, la lymphangite souvent légère, phénomène précurseur d'une lésion plus profonde. Le diagnostic est ici une simple question d'examen bien complètement fait.

Enfin et pour clore ce paragraphe, il me faudrait rappeler ce singulier phénomène que M. Verneuil appelle la *superposition des fièvres*, phénomène complexe dans lequel l'infection issue du traumatisme accompagne, sans se confondre avec elle, l'évolution d'une fièvre paludéenne pourvue de tous ses caractères.

Le savant professeur accorde que les choses se passent ainsi, uniquement dans les cas de fièvre traumatique légère, insuffisante d'ailleurs pour masquer la maladie concomitante.

Il faudrait rappeler ici tout ce qui a été dit sur la fièvre traumatique, et ceci importerait peut-être dans une étude chirurgicale, mais dans le sujet purement obstétrical qui m'occupe, une pareille dissertation me paraît hors de propos.

Faut-il rappeler que si l'axiôme ancien : *Naturam morborum curationes ostendunt*, a jamais eu son application, c'est dans le cas actuel ?

Si le sulfate de quinine, utile dans beaucoup de maladies, fait preuve d'une évidente supériorité, c'est certainement dans les affections d'origine palustre : aussi, pour ce qui nous occupe, devrons-nous beaucoup espérer de ce précieux médicament.

PRONOSTIC.

D'une manière générale et d'après les statistiques on peut affirmer que le pronostic de l'impaludisme post partum est bénin. Sur les 77 cas relatés par Bureau, il n'y a pas eu un cas de mort. Il en est de même des observations que j'ai ajoutées à celles de cet auteur.

Reste à examiner deux points :

Est-il exact de penser que l'involution utérine est retardée par les accès fébriles ?

Les hémorrhagies post partum sont-elles plus fréquentes dans ce cas ?

A la première question, d'après l'auteur cité, il faudrait répondre oui.

Il est vrai que je n'ai pas trouvé des arguments irréfutables à côté de cette assertion : point de mensurations internes, point de tableau comparatif des mensurations externes de l'utérus.

Dans les onze cas que je relate, deux fois seulement il a paru exister réellement un retard dans la diminution de volume de la matrice. Est-ce suffisant pour conclure à la fréquence de ce phénomène ?

Savons-nous d'ailleurs combien dure la période d'involution utérine que tant de causes, souvent inconnues, gênent ou ralentissent pour un temps ?

C'est à peine si d'après les travaux les plus récents d'Avrard et de Charpentier, on peut limiter à trois semaines la durée réelle de l'involution utérine dans un certain nombre de cas.

Or les accès intermittents sont arrêtés avant cette période, et le processus retardé reprend d'autant plus rapidement que d'ailleurs l'action du sulfate de quinine paraît lui être favorable dans ces circonstances.

J'en dirai autant des hémorrhagies : 13 fois sur 77,

elles ont été observées au moment de la délivrance; dans nos onze observations, nous n'avons pas eu à noter le fait. Une seule fois, il y a eu une perte, le troisième jour après les couches.

Au reste les femmes qui ont perdu au moment du travail étaient, au dire de M. Bureau, pour la plupart sous le coup de l'infection palustre et en période fébrile, ce qui diffère totalement des cas précis que je considère ici.

On se rappelle que l'accès de fièvre intermittente n'apparaît guère qu'au bout de 24, 36 heures ou plus tard encore. Les observations démontrent qu'ils sont à ce moment impuissants à rappeler l'hémorrhagie.

Je ne saurais terminer ce qui concerne le pronostic sans relater deux observations de M. le Dr Burdel de Vierzon, publiées dans les Annales de Gynécologie (t. V, 1876), qui ont trait à une forme pernicieuse de fièvre intermittente que l'auteur qualifie de *névrose cardiaque d'origine palustre.*

Cette forme très-grave, apparaissant avec ou sans accès fébriles réglés, est caractérisée uniquement par une sorte d'ataxie des mouvements du cœur, qui paraît comme affolé.

Ce désordre aboutit bientôt à une impuissance absolue que termina la mort dans un cas, peu après l'accouchement.

Je n'ai rien à ajouter à la relation de ces deux observations que l'auteur fait suivre de considérations fort intéressantes, et dont la lecture est plus instructive qu'aucun commentaire ne pourrait l'être.

Observation X (Burdel).

Madame X... âgée de 28 ans, habitait un château construit au milieu d'un parc, situé dans une prairie très étendue, laquelle était souvent inondée pendant l'hiver, et quelquefois au printemps ; entourée, par conséquent, des conditions palustres les plus marquées.

La constitution et le tempérament de Mme X... ont toujours été excellents, il n'y a dans sa famille aucun antécédent héréditaire fâcheux, si ce n'est peut-être quelques goutteux.

Madame X... était à sa sixième grossesse, toutes ses couches ont été heureuses et ses enfants sont tous bien portants ; cette dernière grossesse, comme toutes les autres, se présente bien : à son huitième mois, elle va avec tous ses enfants passer quelques semaines en Normandie, au bord de la mer. Ce séjour lui est profitable, et elle revient en Berry dans de bonnes conditions, quinze jours seulement avant le terme présumé de sa grossesse. A son arrivée, sa santé ne semble nullement ébranlée par ces différents voyages.

Appelé par hasard aux environs du château, je fus prié par M. X... de venir voir sa femme, qu'il trouvait abattue et don il croyait l'accouchement prochain. Il y avait quinze jours qu Madame X... était installée dans son château, je la trouvai étendue sur une chaise longue : une grande partie de la journée, elle avait pu circuler chez elle et é rire à son bureau. Elle était haletante et comme oppressée, attribuant ce malaise à sa grossesse qui touchait à sa fin, me priant de ne pas trop m'éloigner afin d'être prêt à tout événement, sentant, disait-elle, que l'accouchement se ferait très prochainement.

Ne trouvant rien de trop anormal dans cette situation, attribuant comme elle les malaises qu'elle ressentait aux derniers jours de la grossesse et peut-être aussi, quoi qu'elle en dît, aux fatigues du voyage qu'elle avait fait si rapidement de Normandie à Paris, et de Paris en Berry ; j'allais me retirer, après avoir prescrit le repos le plus absolu, lorsque, voulant m'assurer de l'état du pouls, je fus péniblement surpris de trouver une perturbation des plus intenses dans la circulation. Le pouls était très faible et d'une fréquence telle qu'on ne pouvait le compter ; il ressemblait à une corde vibrante ; mon oreille, appliquée sur la région du cœur, me fit entendre des battements sourds, précipités, et en rapport avec l'état du pouls, la peau était chaude avec une légère moiteur.

Je restai confondu en présence d'un tel état, et je me demandai si c'était bien la grossesse et les symptômes précurseurs de l'accouchement qui pouvaient en être la cause, car Mme X... était, comme d'habitude, gaie, souriante, ne faisant entendre aucune plainte, ayant déjeûné sans dégoût et n'accusant de ses malaises que la grossesse qui touchait à son terme, heureuse, disait-elle d'être bientôt délivrée.

Que faire? évidemmeut la grossesse touchait à sa fin, la délivrance était proche, peut-être se ferait-elle pendant la nuit, et, sans croire que tous les symptômes effrayants que j'avais sous les yeux pourraient être les avants-coureurs de la parturition, je prescrivis quelques calmants anodins et me retirai soucieux, d'autant plus inquiet que je sentais un danger imminent que je ne savais comment conjurer.

Le lendemain au soir, Mme X... accouchait et, malgré la hâte que j'apportai pour me rendre près d'elle, l'accouchement était terminé lors que j'arrivai ; une garde sage-femme, qui se trouvait depuis quelques jours près de Mme X... pour l'assister dans sa suite de couches, avait fait l'accouchement et la délivrance, lesquels avaient été des plus faciles.

Mme X... me reçut calme, souriante, et me remercia en disant qu'avec un peu de repos elle serait promptement sur pied.

Cependant, avant de prendre congé, je demandai à examiner de nouveau le cœur et l'état du pouls; c'est alors que je fus stupéfait en retrouvant avec autant d'intensité tous les symptômes de la veille ; pouls vibrant, impossible à compter, respiration haletante ; peau moite, un peu fraîche, mais intelligence lucide.

Je me retirai, mais je prévins aussitôt le mari du danger que je pressentais, m'offrant à passer la nuit à l'insu de la malade, afin d'être sur pied, le cas échéant, et me préparant à administrer une forte dose de quinine, car tous ces symptômes semblaient m'indiquer une perniciosité des plus terribles.

Je crus devoir attendre un peu, car une heure à peine s'était-elle écoulée depuis que l'accouchement était terminé, que, malheureusement, des vomissements et une diarrhée survinrent qui m'empêchèrent d'administrer le médicament et je n'avais pas sur moi ma seringue à injection hypodermique qui m'a rendu tant de services dans l'état pernicieux.

Le danger devenant de plus en plus imminent, et le diagnostic plus difficile sinon obscur, je demandai qu'on m'adjoignit un confrère : ce fut un des membres distingués de l'Académie, qui, mandé par télégramme, arriva dans la nuit suivante; mais pendant cet intervalle les symptômes s'étaient tellement aggravés, le pouls était devenu si faible et si misérable que je n'osai plus prendre sur moi d'administrer la quinine, même par la méthode endermique.

Après un examen minutieux et approfondi, mon confrère fut, comme moi, terrifié et troublé en présence de ces symptômes qui semblaient ne se rapporter ni à l'accouchement, ni à aucune affection organique appréciable. Le mot de perniciosité que j'avais prononcé tout d'abord, je n'osais plus le répéter, bien qu'il me semblât bien définir l'état que nous avions sous les yeux. Le pronostic était le même pour nous deux, c'est-à-dire la mort, la mort imminente.

Quelques heures après le départ de cet honorable confrère, arrivait le médecin ordinaire de la famille, praticien de Paris, très distingué, connaissant intimement les antécédents de chacun ; comme nous il fut atterré devant la progression si rapide des symptômes, et, quelques heures après son arrivée, l'agonie commençait.

Observation XI (Burdel).

Dix-huit mois environ après l'événement que je viens de rapporter, je fus appelé, pour un cas presque identique, ou du moins dans des conditions tellement analogues, qu'instruit par l'expérience, je dus prendre sur moi, malgré la famille et mêm malgré le confrère qui soignait la malade, d'administrer la quinine à dose tellement forte que, tout d'abord, c'est-à-dire jusqu'à ce que le succès eut récompensé mes efforts, je passai pour être... plus que téméraire.

Je dois à la vérité de dire que c'est vraiment à doses presque toxiques que j'administrai la quinine, car c'était bien un contre-poison que je voulais faire pénétrer dans l'économie, afin de combattre et neutraliser le poison tellurique ; et je puis ajouter que, dans le cas dont il s'agit, je jouai pour ainsi dire ma réputation, car j'étais seul contre tous... et que ce ne fut que par l'insistance que je mis à démontrer que le temps pressait et que la mort était imminente, que je fus laissé le maître d'agir...

Je passe sous silence les émotions et les préoccupations vives que j'eus à subir pendant près de 48 heures et qui durèrent jusqu'au moment où, grâce à la médication, la malade sortit heureusement de cette horrible crise. Je pus alors respirer librement et m'écrier avec le poëte : *audaces fortuna juvat*.

Mme Y..., était arrivée très heureusement au huitième mois de sa grossesse, lorsqu'elle vint à s'installer à la ville pour faire ses couches ; c'était alors dans les premiers jours d'octobre. La propriété où elle venait de passer quatre mois, quoique située en Berry, ne laisse pas que d'être parfois sous l'influence tellurique, suivant que les étés sont plus ou moins orageux, et pendant cette année 1872, la saison avait été très chaude, entremêlée de pluies d'orage.

Dix jours s'étaient à peine écoulés depuis son installation à la ville, qu'elle se sentit prise tout à coup de malaises, de faiblesse et de syncopes tels qu'elle avait peine à marcher et à se tenir debout sans être oppressée et sans sentir ses jambes fléchir. Le médecin de la famille pensa, non sans raison, que l'accouchement était probablement plus proche qu'on ne pensait, et que c'était à cette cause qu'il fallait attribuer les symptômes qui se produisaient ; que, jusqu'à l'événement, il fallait s'abstenir de toute médication, s'en tenir au repos, et à quelques antispasmodiques anodins.

Le lendemain, cet état s'aggrava tellement que les parents, inquiets, demandèrent à m'adjoindre à leur médecin.

Comme dans l'observation précédente, je trouvai Mme Y... avec toute sa lucidité d'esprit, très affaissée et ayant un pouls filiforme, vibrant, par conséquent, incalculable, le cœur lui-même semblait plutôt frémir que battre.

Au milieu de cette vibration confuse que l'on percevait venir du cœur et des gros vaisseaux, l'auscultation de l'abdomen ne pouvait faire distinguer ni apprécier les bruits du cœur du fœtus; et n'eût été les mouvements convulsifs que le fœtus produisait sous forme de soubresauts, qu'on eût pu avec raison diagnostiquer un accouchement provoqué probablement par la mort de l'enfant. Cependant, d'après ses calculs, Mme Y..., pensait ne devoir accoucher que quinze jours plus tard.

Comme dans la première observation, il n'y avait ni intermittence, ni rémission, ni frissons, ni sueurs ; mais l'affaiblissement était tel que la famille, craignant avec raison une mort prochaine fit venir le prêtre pour administrer la malade. C'est alors que je, pratiquai vers la région pectorale et épigastrique des injections hypodermiques avec une solution de 1 gramme de sulfate de quinine dans 6 grammes d'eau-de-vie, additionnés de quelques gouttes d'eau de Rabel.

Il est bon de rappeler que les injections quiniques sont toujours assez douloureuses, et qu'avec l'eau-de-vie la douleur est peut-être plus vive encore, quoique de peu de durée (3 à 5 minutes à peu près).

Ainsi que je l'avais observé bien des fois déjà, je comptais sur l'action révulsive violente produite par ce genre d'injections, pour attendre que l'absorption du médicament se fit sentir dans toute l'économie et fit sentir aussi ses effets; en effet, après la première injection, la malade poussa un cri ; le visage, qui était pâle, se colora et le pouls devint plus sensible et enfin, après la sixième injection, le pouls, malgré sa fréquence, put être compté. P. 175.

J'abandonnai un instant la malade au prêtre et à la famille, et, une heure après, je pratiquai quatre autres injections semblables de 0,80 centigrammes. J'avais fait la première injection au milieu d'une indifférence et d'un scepticisme des plus marqués de la part de l'assistance ; à cette seconde opération tout le monde, voire même mon confrère, sembla suivre avec grand intérêt les phénomènes qui se manifestaient d'instants en instants. Une demi heure après cette dernière injection, la malade dormit une heure environ et s'éveilla le corps couvert de sueurs. La physionomie devint meilleure, le pouls ne marquait plus que 150, et une tasse de bouillon, accompagnée d'un peu de vin de Bordeaux fut prise avec plaisir.

Le lendemain matin, je trouvai encore le pouls baissé (130), je fis néanmoins quatre autres injections avec 1 gramme et le soir deux seulement avec 0,70 centigrammes. Enfin 48 heures après, le pouls était descendu à 92.

La malade demandait des aliments et, en auscultant l'abdomen, je pus entendre le bruit fœtal. Je cessai alors les injections pour donner pendant plusieurs jours de suite trois petits verres de Séguin.

Mme Y... put se lever plusieurs heures par jour, et cinq jours après, c'est à dire, douze jours après ma première visite, l'accouchement se fit à terme dans de très heureuses conditions. La délivrance se fit aussi très heureusement, avec un écoulement de sang abondant, qui fit craindre un instant une hémorrhagie mais qui fut réprimé assez rapidement. Ce qui montre bien que la névrose cardiaque que nous avions eue sous les yeux avait pour cause une intoxication tellurique, c'est que quelques accès de fièvre intermittente, bien déterminée, se montrèrent cinq jours après, et la quinine administrée par l'estomac à la dose de 60 centigrammes chaque jour triompha de cet état : j'ai toujours observé les fièvres telluriques de forme pernicieuse être suivies pendant longtemps d'accès de fièvre intermittente, tierce ou quarte.

THÉRAPEUTIQUE.

Le diagnostic étant fait, le traitement est facile à instituer et son application ne comporte pas d'exceptions.

Si l'on considère les cas où la femme se trouve aux prises avec l'impaludisme dès avant l'accouchement et à une époque plus ou moins rapprochée du terme, il importe de poser la question que nous avons indiquée en commençant.

Le sulfate de quinine agira-t-il en provoquant, en aidant même à l'avortement ; faudra-t-il redouter cette conséquence de l'administration du seul agent capable d'enrayer la fièvre ?

Aux opinions contradictoires, émises pour ou contre l'action ocytocique et par suite abortive du sulfate de quinine, il suffit d'opposer le double intérêt de la mère et de l'enfant basé sur la nocivité bien supérieure de l'intoxication palustre, sur ses effets beaucoup plus certains sur l'œuf.

La fièvre intermittente à la période d'accès provoque parfois l'avortement ; le fait est admis sans réserve et s'explique d'ailleurs tout aussi bien que l'action identique exercée par d'autres maladies générales fébriles.

L'influence palustre peut s'étendre au fœtus, qui, dès sa vie intra-utérine, d'après certains auteurs, en tout cas dès sa naissance, sera d'autant plus exposé à des accès dont la gravité va jusqu'à compromettre son existence, que les manifestations fébriles auront été plus prolongées et plus intenses chez la mère.

Ces deux considérations sont des arguments dont la conclusion ne me paraît pas douteuse. D'un côté, double certitude de danger ; de l'autre, incertitude absolue sur le mode d'action d'un médicament dont l'effet reconnu est d'enrayer presque à coup sûr un mal mettant en péril la grossesse et agissant fréquemment pour la suspendre ; mal qui, d'autre part atteint l'enfant et compromet son existence par avance, annulant ainsi, si l'on tarde, les avantages de la préservation de la grossesse et de la gestation jusqu'au terme. Je ne parle pas de son action sur la santé de la mère.

Donc, avec la plupart des praticiens, je pense qu'il faut donner le sulfate de quinine contre les accès de fièvre intermittente, même pendant la grossesse, même pendant le neuvième mois.

Après l'accouchement, il n'y a aucune hésitation possible et il importe seulement de fixer les doses et le mode d'administration.

Dans les observations recueillies en Sologne, il n'est guère question que de doses de 0,75 centigrammes de sulfate de quinine. Dans les autres observations, on trouve une grande variété à cet égard, et de fait, il importe surtout que la proportion du médicament soit suffisante pour chaque cas particulier, ce qu'il est impossible de juger autrement que par voie de tâtonnement.

Entre cette dose minima de 0, 75 centigrammes et, les doses élevées de 3,4 grammes, il y a place pour une thérapeutique très diverse. Dans les accès pernicieux, on ne devrait point reculer devant 3 et 4 grammes. M. le professeur Bouchard arrive à les donner volontiers dans certains cas. Néammoins, pour ne pas sortir des limites de la règle thérapeutique prudente, et en me basant sur les résultats obtenus, je me crois autorisé à dire que l'administration de 0,80 centigrammes à 1 gramme de sulfate de quinine dans les 24 heures pour les cas légers ; 1 gr. 50 à 2 grammes dans les cas plus graves, me paraît répondre aux nécessités ordinaires de la pratique. Quant aux cas les plus périlleux, ils réclament des quantités exceptionnelles à la vérité, et c'est à elles qu'on doit réserver les doses peu ordinaires de 3,4 grammes et plus.

Pour ce qui est du mode d'administration, les médecins varient ; je ne puis m'étendre sur les différentes manières de faire qui ont été proposées. Dans la pratique courante des hôpitaux, le sulfate de quinine est généralement administré en deux fois dans la journée : une prise le matin de dix à onze heures ; une prise le soir à une heure quelconque de la soirée. Le plus souvent, à bien examiner cette méthode, on voit que c'est dans l'espace de 12 heures que le médicament est toujours donné, le malade restant douze heures ou plus sans prendre de sulfate de quinine.

Cette manière de faire a un avantage ; c'est qu'elle établit une action fébrifuge permanente dans l'économie, action à laquelle cèdent les accès, sinon à la première, du moins après les trois premières fois. Elle supprime, il est vrai, l'action sur l'apparition de l'accès lui-même qu'on pourrait se flatter de prévenir par l'administration du médicament, une ou deux heures avant l'heure présumée du mouvement fébrile. Mais outre que cet action est contestée, niée même, la méthode nécessite une dose plus forte du médicament, appliquée à un moment donné, ce qui n'est point sans inconvénient.

En résumé, la répartition en deux ou trois prises régulièrement espacées, durant la période diurne le matin, à midi, et le soir, si les accès ont lieu le jour — le soir, à minuit et le matin, si les accès ont lieu la nuit, ce qui est fort rare — telle est la manière de faire qui paraît offrir le plus de sécurité.

Pour finir, je ne saurais m'empêcher de rappeler ce précepte de Beau, *de continuer le sulfate de quinine assez longtemps et de n'en cesser l'usage que d'une manière lente et progressivement décroissante.*

Au moment de livrer notre travail à l'imprimerie, nous lisons dans la Revue des sciences médicales de M. le professeur Hayem, du 15 juillet 1882, le résumé d'un ouvrage paru en Allemagne, et intitulé : « De l'influence de la malaria sur la grossesse, l'accouchement et les suites de couches, par Emmanuel Goth, de Klaussemburg.

Laissant de côté les considérations et conclusions relatives à la grossesse et à l'accouchement qui ne rentrent pas dans notre sujet, nous reproduisons simplement celles qui se rapportent aux suites de couches et au traitement par le sulfate de quinine.

1° Parlant de l'action de l'accouchement sur la maladie elle-même, le Dr Emmanuel Goth ne peut admettre l'opinion de Ritter, d'après laquelle l'accouchement aurait pour effet constant d'interrompre les accès périodiques. Il a constaté, dans un cas dont il publie l'observation, l'apparition de l'accès au milieu même de l'accouchement ; les contractions utérines ne semblaient nullement modifiées, et d'autres accès se reproduisirent après l'accouchement ;

2° Lorsque la fièvre se prolonge, pendant les suites de couches, la forme reste généralement la même qu'avant l'accouchement : seulement les accès avancent de quelques heures ;

3° Les accouchées ont une grande prédisposition à la fièvre intermittente et aux formes graves de cette fièvre ;

4° La quinine est aussi efficace chez une accouchée qu'en dehors de l'état puerpéral : elle n'a aucun inconvénient pour le nourrisson, même avec des fortes doses. On ne doit faire cesser l'allaitement de l'enfant que lorsque, après une thérapeutique rationnelle, il est impossible d'empêcher les récidives. »

En lisant ce résumé, on pourra se rendre compte que les conclusions de l'auteur allemand ne sont point en désaccord avec ce que nous avons essayé de prouver.

CONCLUSIONS.

I. La fièvre intermittente dans les pays où l'affection est à l'état endémique, peut affecter la femme enceinte à un moment quelconque de la grossesse ou des suites de couches. Il n'y a pas interruption de la maladie par le travail.

II. Dans les climats sains, à l'abri de l'influence tellurique, les femmes atteintes autrefois d'impaludisme, ont souvent une *grossesse* tranquille et nullement troublée par le retour de la maladie ancienne.

III. On observe souvent à la suite du choc de *l'accouchement* chez ces mêmes femmes le rappel des accès et le réveil de l'infection palustre.

IV. L'accouchement agit comme un traumatisme, aucune théorie ne peut rendre parfaitement compte de la nature de son action pathogénique occasionnelle.

V. Ce réveil est d'autant plus certain :

1° Que l'époque des accès est moins reculée ;

2° Que la malade est sous le coup des perturbations ordinaires d'un changement de climat ; ce qui arrive surtout aux femmes de la campagne venant à Paris au moment de leurs couches.

VI. La symptomatologie des accès n'offre point de particularité : ils présentent en tout la succession et l'ensemble des caractères classiques.

VII. Le diagnostic est un point de clinique souvent délicat, en raison des nombreux accidents qui peuvent voiler l'impaludisme sous les apparences d'une complication puerpérale — l'erreur inverse est tout aussi aisée à commettre.

On peut confondre l'accès de fièvre intermittente avec :

Le frisson nerveux post partum ;

La fièvre éphémère des nouvelles accouchées ;

La lymphangite utérine et la péritonite ;

La lymphangite du sein ;

La phlébite surtout.

A un examen attentif, et malgré les nombreux points de contact de ces différentes lésions, trois caractères les séparent bien nettement de l'impaludisme :

1° Constance des symptômes locaux ou fonctionnels lorsqu'on les recherche attentivement ;

2° Défaut d'apyrexie complète dans l'intervalle des redoublements fébriles ;

3° Irrégularité des accès, défaut de périodicité vraie.

VIII. Le pronostic des suites de couches ne paraît nullement aggravé par l'irruption de la fièvre paludéenne : sur 90 cas observés, il n'y a pas eu de mort.

IX. Il n'en est pas de même dans la forme pernicieuse observée par M. Burdel : ici la gravité est telle que la mort a été constatée une fois sur deux.

X. Il est difficile en présence des observations connues, les recherches n'ayant pas été dirigées méthodiquement dans ce sens, de savoir si l'involution utérine subit un retard réel par le fait de la fièvre : la courte durée de la maladie lorsqu'elle est jugulée de bonne heure, l'action même du sulfate de quinine sur l'utérus nous font penser que ce retard doit être fort peu marqué.

Les hémorrhagies de la délivrance ne paraissent pas plus fréquentes que dans les cas ordinaires : une fois sur neuf en moyenne.

XI. Le sulfate de quinine doit être administré en toute circonstance dès que la nature de la fièvre est reconnue ; les doses et l'administration varient avec l'intensité et le moment d'apparition des accès.

XII. Après l'accouchement, rien ne contre-indique le sulfate de quinine.

Avant l'accouchement, les dangers que courent la mère, l'enfant et la grossesse elle-même par le fait de l'infection tellurique sont plus réels et plus graves que ceux qui dépendent du sulfate de quinine et de son action ocytocique.

Il n'y a donc pas de contre-indication sérieuse à son emploi.

Paris. — A. PARENT, imp. de la Fac. de médec., rue M.-le-Prince, 31.
A. DAVY, successeur.

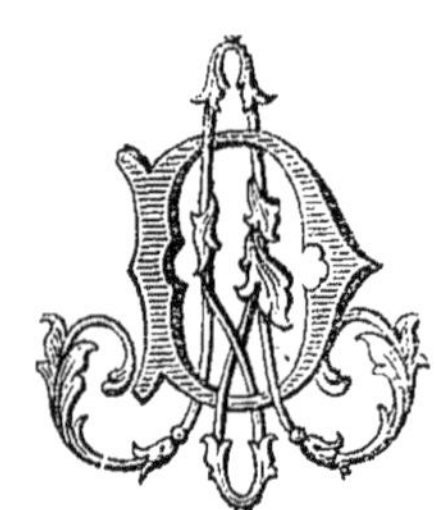

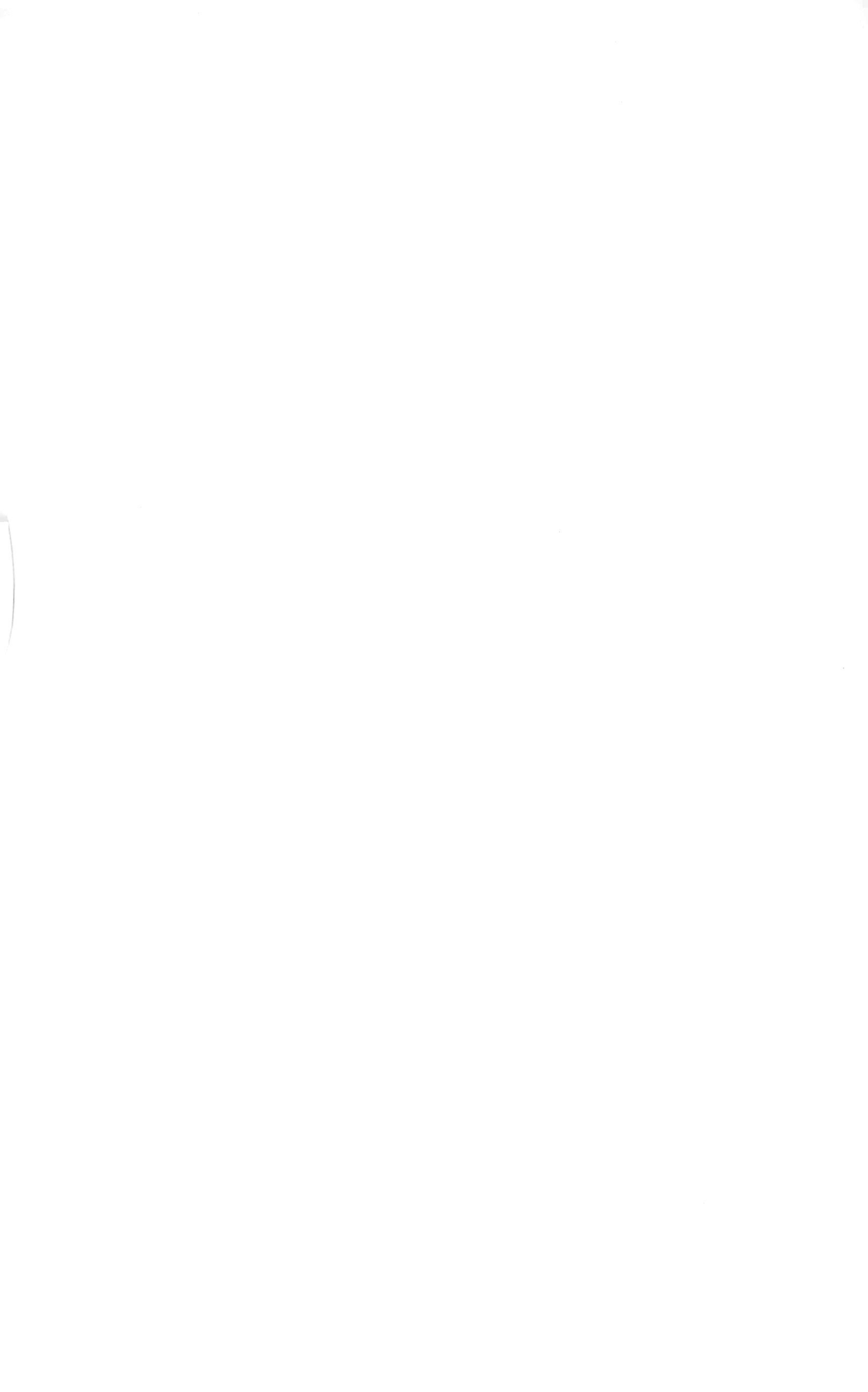

www.ingramcontent.com/pod-product-compliance
Ingram Content Group UK Ltd.
Pitfield, Milton Keynes, MK11 3LW, UK
UKHW021008180726
13838UKWH00003B/1487